AF311315

HYPNOTISME

ET

MÉTALLOSCOPIE

(Observation et Interprétation)

PAR

P. LEBLOIS

Docteur en Médecine,

Membre de la Société de Médecine d'Angers.

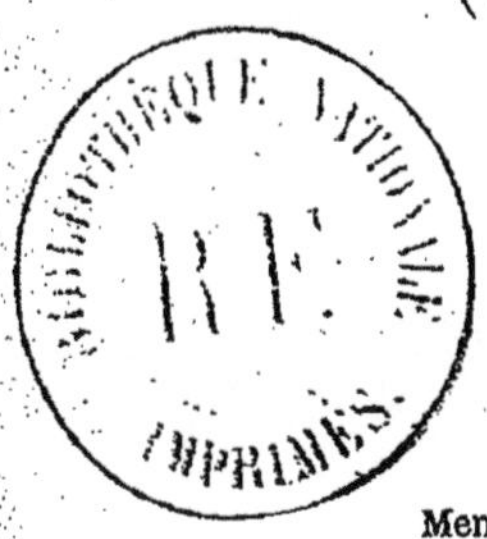

ANGERS	PARIS
GERMAIN & G. GRASSIN	**J.-B. BAILLIÈRE**
LIBRAIRES	LIBRAIRE
Rue Saint-Laud.	19, rue Hautefeuille.

1882

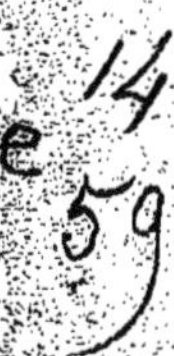

OBSERVATION

Les deux éléments dont se compose l'observation qu'on va lire offrent un inégal intérêt. A l'heure présente, où l'étude de l'hypnotisme semble être revenue à l'ordre du jour, le premier, l'hystérie, aujourd'hui si connue dans ses manifestations spontanées, le cède de beaucoup en attrait scientifique au second, c'est-à-dire aux phénomènes provoqués chez les hystériques dans l'ordre que je me permettrai d'appeler neuro-dynamique. Aussi, sans m'appesantir sur l'histoire symptomatologique de ma malade, je me contenterai de donner, par quelques traits seulement, la physionomie spéciale de l'affection soumise à mes soins, cette esquisse devant servir en quelque sorte de simple préface au récit plus circonstancié et scrupuleusement exact des expériences diverses que j'ai été amené à réaliser.

Marie F....., couturière, demeurant à Brissarthe, est d'une taille au-dessus de la moyenne, bien constituée, dépourvue d'embonpoint, sans maigreur exagérée ; elle a vingt ans, c'est une fille bien venue.

Établie à quatorze ans, la fonction menstruelle a toujours été régulière ; pas de maladie nerveuse à signaler dans la période de l'enfance ; bonne santé habituelle jusqu'à l'année dernière. A cette époque survint de la gastralgie par accès, quelque-uns d'une véritable violence, en rapport avec un état dyspeptique et chlorotique. Chlorose, dyspepsie et gastralgie cédèrent à un traitement ferrugineux et tonique.

La maladie actuelle remonte au mois de septembre dernier. La première quinzaine a été marquée par de l'inappétence accompagnée d'une légère toux nerveuse et d'un malaise indéfini.

L'hystérie proprement dite débute par une attaque non convulsive, ni asphyxique, ni délirante, mais pleuralgique gauche et cardialgique, à un degré et avec une angoisse tels qu'elle arrache à la malade des cris de torturée ; attaque terminée par un léger hoquet et suivie d'un mutisme invincible pendant un quart d'heure environ ; attaque susceptible d'être enrayée par la compression de l'ovaire gauche, ainsi que j'ai eu plusieurs fois l'occasion de l'expérimenter. Cette scène s'est toujours exactement reproduite, à quelques légères variantes près, dans l'intensité et la durée (de 3/4 d'heure à 1 heure 1/2), presque chaque jour, voire deux fois en 24 heures.

Cependant l'estomac reste indemne et l'alimentation se peut faire à peu près sans entrave, jusque vers le 12 octobre. A cette date commence à intervenir un nouveau symptôme, l'hyperesthésie de la muqueuse gastrique. Cette hyperesthésie, depuis son apparition jusqu'au 27 novembre, parcourt graduellement toute la gamme de la sensibilité, de la sensation de contact simplement pénible à la douleur la plus excessive et, après avoir obligé à réduire successivement l'alimentation, impose, en fin de compte, la suppression absolue de tout aliment et de tout breuvage. — Une cuillerée à café d'eau sucrée cause un véritable supplice pendant près d'une demi-heure. — La malade sera nourrie par la voie rectale. Entre temps, les attaques cardialgiques avaient lieu comme devant. Trois fois, les 3, 10 et 13 novembre, elles se sont résolues en un sommeil léthargique d'une durée de 24, 6 et 12 heures. Au reste, je n'ai pas attendu qu'il cessât spontanément. Le réveil, aux trois fois, fut suivi de mutité, laquelle, en dernier lieu, terminait pareillement la gastralgie provoquée.

A ce moment il y avait, non précisément paraplégie (la malade remuait ses jambes), mais voulait-on la mettre debout, jambes et torse étaient de caoutchouc.

A partir du 27 novembre, époque à laquelle l'estomac fut affranchi de tout contact, la gastralgie disparut naturellement et les attaques cardialgiques s'éloignaient au point de faire espérer et prévoir que bientôt elles ne reparaîtraient plus ; lorsque, le 17 décembre, une bouchée de pain avalée par mégarde, (la malade avait pris l'habitude d'en mâcher pour tromper sa faim), lorsqu'une bouchée de pain, dis-je, jeta la pauvre fille dans une torture indicible. L'accident avait lieu à 9 heures du soir ; ce furent, toute la nuit, des hurlements de douleur qui, à la longue et grâce, sans doute, à l'épuisement produit par l'excès du mal, prirent un caractère délirant, se compliquant encore d'une incessante agitation.

C'est dans cet état que, mandé le 18, au matin, je trouvai mon intéressante malade qui ne me reconnut pas.

Que faire ?

J'avoue que je restai un moment perplexe..... L'indication d'une injection hypodermique de morphine me semblait passée ; j'étais désarmé au point de vue d'une médication quelconque par la

voie gastrique ; un bain ne s'improvise pas aisément
à la campagne ; je n'avais pas de chloroforme sous
la main..... Cependant l'urgence d'agir s'impose.....
Pour l'acquit de ma conscience j'essaierai l'hypnotisation. Mais comment ? Concentrer le regard sur
un point brillant est impraticable vu le délire et
l'agitation. Je me bornai, immobilisant la tête entre
mes mains, à clore les paupières et à exercer une
légère pression sur les yeux au moyen de mes
pouces. A ma grande surprise, il faut bien le dire,
mais aussi à ma grande satisfaction, je ne tardai
pas à voir ma tentative couronnée de succès. Une
minute au plus écoulée, la malade s'écrie : Ah !
que je suis soulagée, puis accuse une invincible
envie de dormir, se sent bercer et, en moins de
dix minutes, une résolution musculaire générale
obtenue, s'endort... S'endort, si l'on peut appeler
sommeil un état dans lequel persistent les
impressions en cours et, en particulier, le sentiment de la présence des personnes entrevues
avec lesquelles l'hypnotisée parle, converse,
et, au besoin, discute ; un état dans lequel,
en dehors de la seule faculté visuelle, le travail
psychique, d'une extraordinaire vivacité, se lie
rigoureusement à toutes les relations sensorielles
incidentes ; un état dans lequel sont docile-
ment exécutés les mouvements commandés

(somnambulisme provoqué), et parfaitement coordonnés les mouvements induits de la pensée (somnambulisme spontané); un état, pour tout dire, en un mot, ressemblant si bien à l'état de veille qu'il ferait croire à de la comédie, n'étaient : en première ligne l'*analgésie* concominante, facile à constater, impossible à simuler; 2° les *visions enupniales* ou spontanées, ou provoquées au gré de l'interlocuteur et offrant cette particularité — qui leur sert de critérium — d'associer les sentiments corrélatifs à l'objet de la vision; 3° le *réveil*, dont le cachet spécifique défie tout soupçon de simulation; 4° enfin l'*amnésie* des faits accomplis dans l'état d'hypnotisme, amnésie susceptible d'être contrôlée par mille épreuves diverses. Il ne faudrait pas, en effet, arguer de ce que ces phénomènes sont subjertifs pour conclure qu'ils ne sont pas scientifiquement démontrables. Au même titre qu'aucun autre phénomène que ce soit, ils sont rigoureusement contestables par une longue, attentive et sévère observation.

La manœuvre rapportée plus haut réussit, comme par enchantement, à faire succéder le calme à l'orage, effaçant jusqu'au souvenir des souffrances passées. La malade réveillée à grande peine rattachait le présent à l'ingestion de la fatale bouchée de pain.

Après le réveil, ayant un peu pressé le bras droit au niveau du biceps, je sentis ce muscle se contracter sous ma main.....; le membre était en catalepsie. Le bras gauche le devint à son tour sous une influence pareille : l'un et l'autre se laissaient contorsionner sans la moindre résistance et la malade, impuissante à modifier les diverses attitudes imprimées par moi, *me priait instamment de remettre ses bras en place.*

Fortuitement, ayant posé ma main sur le front, j'entendis bientôt Marie F.... accuser un picotement aux yeux, et vis, non sans surprise, ceux-ci, légèrement injectés, se fermer peu à peu et recommencer le sommeil artificiel.

Ainsi engagé dans la voie expérimentale, de propos délibéré, cette fois, mais bien entendu sans aucunement prévoir le résultat, j'obturai les conduits auditifs en pressant sur chacun des tragus : cette manœuvre produisit presque instantanément une mutité pareille à la mutité terminale des attaques cardialgiques et des crises gastralgiques.....

Quelques jours après je voulus contrôler ces curieux phénomènes en essayant de les reproduire dans l'ordre inverse. Le résultat dépassa mon attente. Il me suffit du plus léger massage pour catalepsier successivement les quatre membres.

(Pour en finir avec ce phénomène, disons de suite que, d'abord la suspension d'un membre par l'opérateur, ensuite sa simple élévation un moment maintenue par la malade elle-même, furent subséquemment observées capables de le produire) ; l'obturation des oreilles coupa pour ainsi dire la parole par contracture de l'appareil musculaire Glosso-laryngien ; enfin le contact de ma main sur le front de Marie F....., l'endormit irrésistiblement.

Ici, je dois confesser que l'influx neurique, messager prétendu de la volonté, demeure sans vertu pour faire cesser ces phénomènes si aisément provoqués. Une intervention physique est indispensable si je ne veux en attendre la terminaison naturelle. Ainsi, l'état cataleptique est détruit, après un peu de temps, par le repos du membre sur le plan du lit ; le retour de la parole est hâté par l'étirage de la langue et le massage du larynx ; l'écartement des paupières maintenu pendant quelques instants, met fin au sommeil : les yeux fortement convulsés en haut reprennent graduellement leur rectitude, d'abord avec un manque d'expression intraduisible, puis le réveil a lieu.

Ainsi maître du terrain, je pensai mettre à profit la vertu anesthésiante de l'hypnotisme pour nourrir ma malade qui pendant trente jours n'avait ingéré que la bouchée de pain devenue le point de départ des phénomènes que je viens de rapporter. Cette bouchée de pain marque aussi l'époque depuis laquelle n'ont plus reparu les attaques cardialgiques.

Il me reste toutefois à parler de nouvelles séries d'expériences et non les moins curieuses.

Voulant éprouver la sensibilité métalloscopique, je posai une pièce d'argent sur la tempe gauche de ma malade non endormie et en pleine possession de soi-même..... Bientôt furent accusées, d'abord une sensation de piqûre sous cette pièce, puis une légère douleur dans le conduit auditif correspondant avec affaiblissement progressif et finalement perte de l'ouïe : à ce moment Marie F..... était dans l'impossibilité de prononcer certains mots et incapable, non seulement de faire les additions les plus élémentaires, mais même de compter jusqu'à dix. La même pièce immédiatement posée sur l'autre tempe accentua le phénomène et le porta jusqu'à la surdité complète. Appliqué sur la région cervicale de la colonne vertébrale, le métal produisit une paraplégie à ce point générale que le tronc, les quatre membres et la tête ne pouvaient être remués et que même toute sensation corporelle faisait défaut. Enfin le contact métallique sur le milieu du front amena le sommeil nerveux et la mutité. De sorte que au moyen de quatre plaques d'argent simultanément maintenues, une sur le cou, une sur le front et une sur chaque tempe, il est possible de reproduire exactement l'état léthargique. Au reste, chacun de ces effets se peut produire isolément et porte avec soi la marque d'une indiscutable authenticité : l'un quelconque, déterminé tout seul et préalablement à toute monœuvre hypnotique, s'accompagne d'anesthésie. Véritable sensitive, ma malade est insensibilisée par la simple occlusion des paupières.

Détail inattendu, les effets du contact métallique sur les tempes, surdité et aphasié partielle, sont aussi déterminés par ce même contact sur les régions iliaques et sur les membres. Dans ce dernier cas s'ensuit la paralysie du membre accompagnée pareillement d'anesthésie. Celle-ci, dans chacune de ces expériences, a toujours été générale, irradiant du point influé et envahissant de proche en proche toute la surface cutanée.

Enfin, chose assurément plus étrange encore, mais d'une réalité cent fois et de cent façons contrôlée, un dernier genre d'épreuves a montré que chez ma malade le métal *à distance*, l'*approche* de la main, le *regard* déterminent, en même temps qu'une sensation particulière, l'insensibilité générale avec conservation des sensibilités spéciales et, lorsque l'influx vise un membre, la paralysie de ce membre par contracture des muscles, déterminent également le sommeil nerveux si l'influx a pour objectif le front ou le visage.

Le nervosisme hystérique est loin encore de s'être laissé arracher tous ses secrets. Après les travaux auxquels sont attachés les noms de Braid, Azam et Burq ; après les expériences de MM. Charcot et P. Richer sur l'excitabilité neuro-musculaire, les faits récents présentés à la Société de Biologie par M. Dumoutpallier, en ouvrant aux observateurs une nouvelle perspective sont une preuve que la matière n'est pas épuisée. A cet égard si mon observation n'est pas riche de découvertes, elle offre cependant une particularité assez caractérisée pour mériter d'être relevée. C'est la complète indépendance, l'autonomie, si je puis ainsi dire, de chacun des phénomènes provoqués chez ma malade : catalepsie, contracture, mutité, aphasie partielle, paraplégie, *sommeil nerveux*, lesquels ont pu être déterminés soit par groupes, soit séparément et dans un ordre varié, n'ayant d'autre lien que l'anesthésie qui est commune à tous.

Je terminerai médicalement cette observation un peu longue en faisant une courte allusion au traitement. Il a commencé par être hypnothérapique.

Grâce à l'analgésie résultant du sommeil artificiel j'ai pu graduellement alimenter ma malade ; et j'étais arrivé à lui faire prendre, tous les deux jours, un bol de lait lorsque mes recherches métalloscopiques m'ayant fort justement fait pressentir qu'une plaque d'argent sur l'épigastre aurait sans doute le pouvoir d'éteindre l'hypéresthésie de l'estomac, la cure est devenue métallothérapique. Dès le 16 janvier, à la faveur de ce talisman, Marie F..... faisait ses deux repas par jour, repas exclusivement liquides, consistant en lait ou en bouillon.

INTERPRÉTATION

Je vais essayer maintenant d'arriver à une interprétation de tous ces faits par l'analyse de mes dernières expériences, c'est-à-dire des effets obtenus au moyen d'influx, *sans contact*.

Je commencerai par diviser en deux groupes l'ensemble des phénomènes observés ; non que cette division s'impose par une différence essentielle dans leur nature (j'espère montrer au contraire qu'ils sont tous de même ordre), mais uniquement pour plus de méthode.

Je réserverai donc l'hypnotisme proprement dit, pour m'occuper présentement des phénomènes ayant pour point de départ les membres, c'est-à-dire de l'insensibilisation générale combinée avec la paralysie partielle et momentanée de la motricité réflexe,

Dans la production du phénomène, deux facteurs interviennent : 1° L'agent ou cause extérieure ; 2° Le sujet sensible.

Prenons d'abord l'agent. Que voyons-nous ?.....

L'approche d'une plaque d'argent à la distance de deux ou trois centimètres de la surface cutanée y détermine une *sensation* particulière. Cet effet doit-il être attribué à une propriété exclusive au métal argent..... ? Non. L'or et successivement divers autres métaux expérimentés, le même effet a été produit avec seulement des nuances dans la sensation éprouvée.....

Au moins les métaux seuls auront le pouvoir de faire réagir la sensibilité ?..... Non encore. A la simple approche du bois, du papier, du carton, du verre, etc., le sujet sensible réagit pareillement..... Enfin il réagit et remarquablement sous ma main, sous mon regard..... Aurais-je, par hasard, une puissance magnétique à moi personnelle ?..... J'aurais dû bien vite perdre cette illusion si je l'avais eue un instant, car la main et le regard de quiconque n'ont pas une moindre vertu que les miens.....

La conclusion qui s'impose à l'égard de l'agent est donc celle-ci : Dans l'étude de phénomènes semblables ou analogues on suivrait une fausse piste en attachant une importance exclusive ou exagérée à leur facteur externe. En ce qui concerne mon observation et dans un second cas à peu près identique, la métalloscopie perd toute sa valeur spécifique, le prétendu magnétisme animal en est réduit à partager son prestige avec une vulgaire feuille de carton.

Revenons à l'autre facteur du phénomène, au sujet sensible.

De ce côté nous remarquons trois phases dans l'effet produit : 1° Sensation particulière (*fourmillement, piqûre, chaleur* ou *froid*); 2° Insensibilité aux agents vulnérants; 3° Paralysie musculo-volontaire.

Le phénomène initial, la *sensation*, — attestée, remarquons-le par l'injection du réseau capillaire de la région influée, — la sensation, dis-je, prouve d'une façon irréfragable que la malade *sent* l'objet voisin et *sent* le regard qu'il faut dès lors considérer comme un agent physique.

Mais comment et avec quelle sensibilité peut-elle ainsi sentir à distance :

Pour répondre à cette question, rappelons-nous que chez ma malade insensibilisée, les sens ont conservé leur fonctionnement spécifique : la vue, l'ouïe, l'odorat, le goût et le toucher manuel continuent à pleinement s'exercer. De plus, détail extrêmement important à remarquer, détail capital, devrais-je dire, la sensibilité *tactile* de toute la surface cutanée survit : la malade ne sent pas l'épingle enfoncée dans sa chair, elle sent le frolement d'une barbe de plume..... Il faut donc de toute nécessité distinguer de la sensibilité tactile persistante la sensibilité éteinte. Conséquemment, force est d'admettre un sixième sens : l'*Algésie*. Dans le fait, le partage de la surface cutanée entre deux sensibilités distinctes est-il plus difficile à concevoir que la coexistence sur la langue, par exemple, des sensibilités tactile et gustative?.....

Ce fait curieux et non interprété jusqu'ici, donne rigoureusement raison à M. Brown-Séquard, qui, si je ne me trompe, croit à l'existence de nerfs ou au moins de filets spéciaux pour la conduction de la douleur ; voilà pourquoi jai dit intentionnellement, tout à l'heure, que la seconde phase de l'effet produit est l'*insensibilité* aux agents *vulnérants*.

Or, c'est avec la sensibilité algésique que Marie F... *sent* l'approche des corps , grâce au privilège que possède cette sensibilité-là de sentir à distance, le chaud et le froid, par exemple. — Aussi, la sensation perçue est-elle, dans ce cas, un élément *douleur*. Voilà, pour moi, la clé de phénomènes en apparence étranges.

La sensibilité algésique, mise en lumière par

cette sorte de dissociabilité des diverses facultés nerveuses présentée par ma malade, quel est son rôle? Quel est son fonctionnement normal?

Son rôle est essentiellement préservateur. Répandue sur toute la surface cutanée, elle veille en sentinelle avancée pour prévenir de la présence d'un ennemi. L'ennemi signalé, le plus pressant besoin est de soustraire le corps à son atteinte; d'où, à l'état physiologique, le retrait réflexe d'un membre piqué à l'improviste, par exemple, dès que la conduction douloureuse est arrivée au centre médullaire, c'est-à-dire avant que la sensation soit perçue par le centre phrénique, sans même qu'elle le soit jamais, dans certains cas pathologiques. Il y a par conséquent un étroit lien fonctionnel entre le centre sensible et le centre moteur de la moëlle. C'est physiologiquement admis, c'est pathologiquement démontré chez ma malade : L'extinction de la sensibilité algésique a, en effet, pour conséquence la paralysie de l'appareil musculaire correspondant, — *vice versa* la catalepsiation préalable d'un membre entraîne, à son tour, la paralysie de la conduction douloureuse.

Le fait est démontré sans confusion possible, car les membres se cataleptisent sans qu'il soit nécessaire de les toucher, par le seul effort d'un maintien quelconque sans appui et sans but.

Il va sans dire que la production des phénomènes dont nous cherchons à nous rendre compte, a pour condition première une lésion de l'appareil sensitivo-moteur, lésion fonctionnelle, sinon altération organique.

Pour ne rien préjuger, appelons cette lésion une aberration de la sensibilité algésique. — Il faut savoir se borner dans les recherches scientifiques. Dans tout phénomène il y a un comment et un pourquoi immédiats qui échappent ; se fatiguer à leur poursuite n'aboutirait qu'à des conceptions chimériques. — Dans l'espèce, sans prétendre pénétrer l'essence même du fait, je vois l'aberration : 1° En ce que l'*algésie* semble métastatiquement passée de la surface cutanée à la muqueuse gastro-intestinale ; 2° En ce que la douleur rudimentaire éveillée *sans cause légitime*, entraîne et la paralysie de la conduction douloureuse vraie et la paralysie du réflexe musculaire ; 3° En ce que la peau, même devenue sourde aux excitations dorifères, conserve encore la faculté d'être *influée* à distance par les corps étrangers.

Je dois ici prévenir une objection : La malade n'est pas insensible à la vraie douleur *en dehors des expériences*, donc la fonction n'est pas lésée, dira-t-on. Mais une perturbation fondamentale et constante est-elle nécessaire pour qu'il y ait lésion?

Au reste la paraplagie des membres inférieurs qui, à l'heure présente, ne permet pas la marche, démontre sans réplique l'existence d'un état morbide de la moëlle.

Pour concilier tous ces faits et interpréter la paralysie déterminée par un danger *imaginaire*, volontiers emploierais-je une figure, en disant que le phénomène a son principe, de la part de l'algésie, dans une sorte de *peur*. Cette expression, au reste, n'est peut-être pas autant figurée qu'elle le paraît : ma malade a été, en même temps et à un degré très prononcé, agoraphobique.

Reste à parler de l'hypnotisme proprement dit ou sommeil nerveux.

J'ai dit, au début, qu'il est de même ordre que les phénomènes analysés jusqu'ici.

Une forte présomption de le croire me semble résulter déjà de ce fait, que les moyens de produire les premiers déterminent aussi aisément et aussi sûrement le second. Ainsi, le métal, le bois, la main, etc., à une faible distance du front, le simple regard suffisent à endormir Marie F..... Mais pour achever de montrer la complète analogie qui existe entre les deux groupes d'expériences, demandons-nous quels sont l'organe et la fonction essentiellement préposés à la garde du visage en particulier et de tout le corps en général.

Dans mon étude sur le *Moi*, j'ai écrit ceci : « Les cinq sens sont loin d'avoir tous la même importance, et il est possible de les classer d'après la prépondérance relative de leur rôle. A cet égard, je pense n'être contredit par personne en assignant la première place à la *Vue*, dont la vigilance incessante semble tout particulièrement affectée à spécialiser l'état de veille et qui, d'ailleurs, est le plus directement influée lors du passage de la veille au sommeil et *vice versa*. » En traçant ces lignes, j'étais loin de m'attendre à voir une aussi étonnante justification expérimentale de la pensée qu'elles expriment. En effet, l'œil et la vision ayant par excellence la charge de veiller au danger, ce sera précisément la fonction du centre optique qui se trouvera enrayée par l'algo-phobie du visage comme la motricité réflexe a été paralysée par l'algo-phobie des extrémités. Ce fait tend à prouver que les couches optiques sont l'aboutissant central de la sensibilité algésique ; d'où encore cette induction que l'analgésie résultant de l'hypnotisme doit être plus profonde que celle produite par l'algophobie périphérique, induction vérifiée chez ma malade, car, *un contact inaccoutumé* à l'épigastre suffisant pour faire passer les aliments liquides et les potages, je suis encore obligé de recourir à l'hypnotisation pour rétablir l'alimentation solide.

Ici doit trouver place une expérience qui, sans doute, va paraître extraordinaire et qui, cependant, est authentique : Marie F..... s'endort au commandement. Ce fait est-il contradictoire de la théorie que je viens d'exposer ?..... Je crois, au contraire, qu'il la confirme ; car, pour obtenir ce résultat, il est nécessaire de surprendre la malade et comme lui faire peur en lui disant brusquement : dormez ! Elle s'endort alors malgré ses protestations et malgré elle. Loin qu'il faille, pour cela, un consensus de volonté, comme on l'a prétendu, je serais disposé à croire que l'opposition du sujet est, à un certain degré, utile..... D'ailleurs, un dernier fait pour montrer qu'une simple cause émotive agit sur ma sensitive ; Marie F..... me demandait depuis quelque temps de lui amener une personne qu'elle désirait vivement connaître. Je condescends à son désir ; la vue de la personne en question lui cause une telle joie, qu'à l'instant se produit la mutité particulière dont il a été parlé.

Il est dit dans mon observation que pour éveiller l'hypnotisée, il suffisait de tenir écartées les paupières. Cela se conçoit : la lumière en excitant le centre optique, tire peu à peu celui-ci de son engourdissement. Aujourd'hui, le même résultat est obtenu par la fixation du regard sur les paupières closes. Le processus phénoménal ne diffère pas dans les deux cas : le regard agit, comme la lumière, par l'excitation médiate du centre optique, excitation dont la malade a parfaitement conscience, car, alors, elle ne manque presque jamais de me dire : vous voulez me réveiller. Cette particularité était de nature à faire prévoir que le procédé ordinaire d'hypnotisation, concentration du regard sur un point brillant, n'endormirait pas Marie F....., ce qui a été vérifié par l'expérience.

De même que l'analgésie des extrémités laisse intact le fonctionnement sensoriel spécifique, de même, le sommeil artificiel n'entrave nullement l'exercice psychique proprement dit. Ceux de mes confrères qui m'ont fait l'honneur de m'accompagner auprès de ma malade en porteraient témoignage. Même intelligence, même présence d'esprit, même exquise délicatesse de sentiment qu'à l'état de veille. L'hypnotisme complique seulement l'activité psychique d'une remarquable faculté enupniale qui permet de faire, à volonté, rêver l'hypnotisée. Toutefois, le sommeil nerveux est profondément séparé de l'état de veille par une *amnésie absolue*. On a appelé cela *dédoublement de la conscience*. Pour moi, il y a simplement succession de deux MOI l'un étranger à l'autre, ce qui s'explique par une différence d'orientation cérébrale et fait, à mes yeux, resplendir d'un merveil-

leux éclat le Génie Créateur d'un organe si admira-
blement doué. .   .   .   .

, ...

J'en étais là de ce travail, lorsque le 23 mars
dernier, le concept théorique que le regard — agent
physique — porte une action excitatrice jusque sur
le centre optique engourdi, me suggéra la pensée
d'essayer le même moyen sur la région dorso-lom-
baire, dans le but de tirer de sa torpeur le centre
médullaire et, par là, rendre à Marie F..... l'usage
de ses jambes.

L'effet fut saisissant. Nulle excitation galvanique
n'en saurait donner l'idée. Un véritable *flux*
nerveux, traduit d'abord par une sensation de bien-
être, puis bientôt élevé au degré de la douleur,
irradia de la moelle, courant jusqu'à l'extrémité
des membres inférieurs..... Et, séance tenante, ma
malade put marcher seule, ce qu'elle n'avait pas
fait depuis plus de six mois. Marcher péniblement
et d'une façon très chancelante, il est vrai; mais —
les forces progressivement rétablies sous l'influence
de la même excitation répétée tous les deux jours
— moins d'un mois après cette découverte, la
malade avait recouvré l'usage intégral de ses
jambes.

Ceci m'amène à faire remarquer — ce sera ma

conclusion — que, loin de se restreindre à un intérêt de curiosité scientifique et loin de préjudicier à
Marie F....., les phénomènes nerveux provoqués
chez elle ont, tout seuls et directement, procuré un
résultat thérapeutique des plus heureux au double
point de vue de la paraplégie et de l'hyperesthésie
gastrique.

10 avril 1882.

Angers, imp. Germain et G. Grassin, rue Saint-Laud. — C95-82.

www.ingramcontent.com/pod-product-compliance
Ingram Content Group UK Ltd.
Pitfield, Milton Keynes, MK11 3LW, UK
UKHW021713090726
13657UKWH00005B/2212